DU MASSAGE

APPLIQUÉ AU TRAITEMENT

DES

FRACTURES DIAPHYSAIRES

DE

L'AVANT-BRAS ET DE LA JAMBE

PAR

LOUIS MEZANGE

Docteur en médecine de la Faculté de Paris

PARIS

LIBRAIRIE L. GIROD ET Cⁱᵉ

70, RUE GAY-LUSSAC, 70

—

1889

DU MASSAGE

APPLIQUÉ AU TRAITEMENT

DES FRACTURES DIAPHYSAIRES

DE L'AVANT-BRAS ET DE LA JAMBE

DU MASSAGE

APPLIQUÉ AU TRAITEMENT

DES

FRACTURES DIAPHYSAIRES

DE

L'AVANT-BRAS ET DE LA JAMBE

PAR

LOUIS MEZANGE

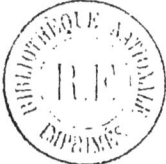

Docteur en médecine de la Faculté de Paris.

PARIS

LIBRAIRIE L. GIROD ET Cⁱᵉ

70, RUE GAY-LUSSAC, 70

—

1889

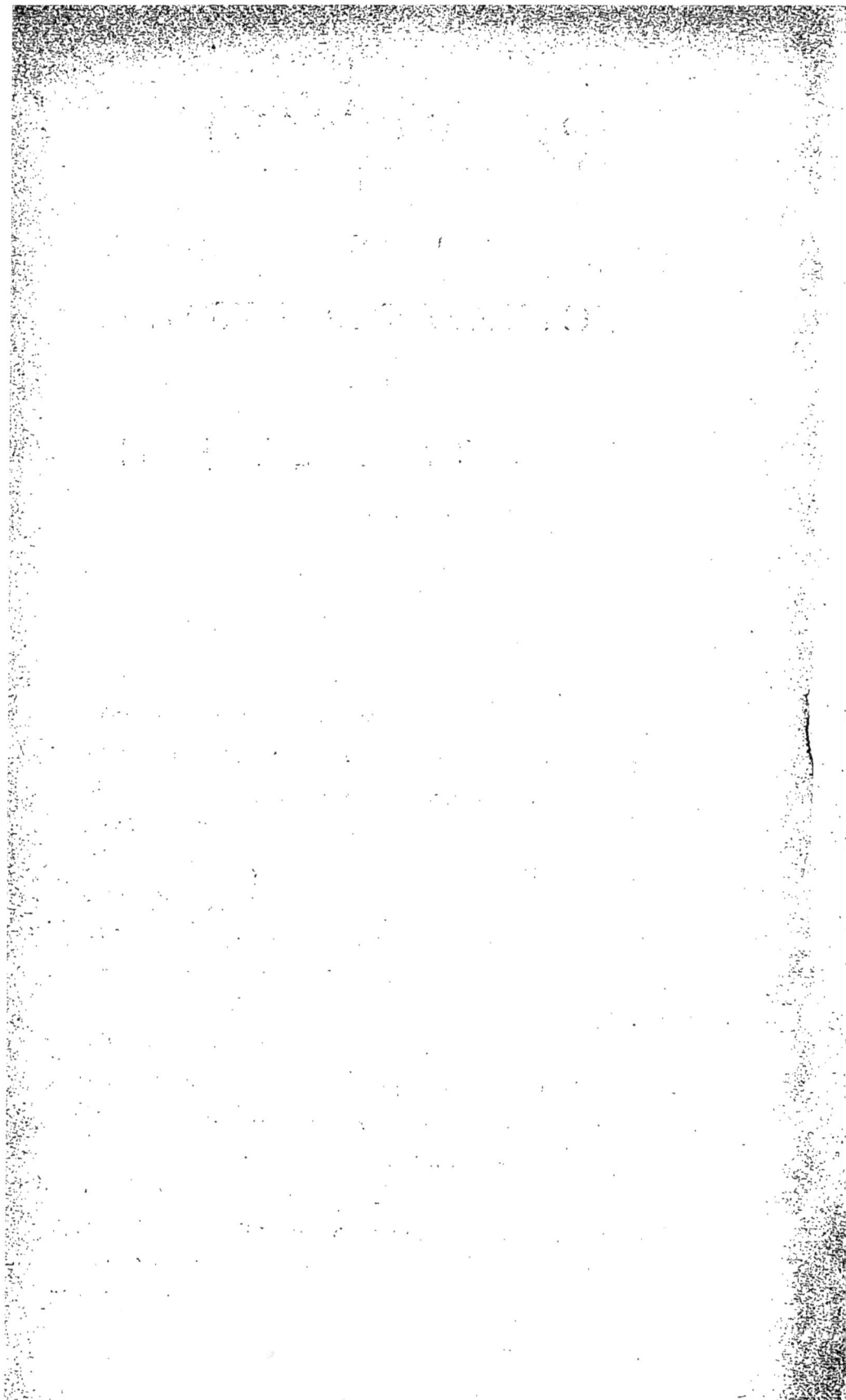

DU MASSAGE

APPLIQUÉ AU
TRAITEMENT DES FRACTURES DIAPHYSAIRES DE
L'AVANT-BRAS ET DE LA JAMBE

AVANT-PROPOS

DIVISION DU SUJET

Ayant eu l'occasion de voir, dans nos visites à l'hôpital, plusieurs de nos maîtres traiter des fractures diaphysaires par le massage, dès les premiers jours de l'accident, nous avons pu apprécier les avantages de cette nouvelle méthode. En la choisissant pour sujet de notre Thèse inaugurale, nous n'avons pas la pensée de faire une œuvre complète : nous voulons seulement présenter à nos juges, dont nous demandons toute l'indulgence, un exposé sur un sujet qui se recommande, à juste titre, à l'attention des praticiens.

Nous prions l'éminent professeur Guyon d'agréer nos remerciements les plus sincères pour l'honneur qu'il nous a fait en acceptant la présidence de notre Thèse.

Qu'il nous soit permis aussi de remercier M. le Dr Championnière pour ses excellents conseils, et le Dr Monod qui a mis tant d'empressement à faciliter nos recherches sur un sujet d'une application si osée en apparence.

Nous n'avons garde d'oublier notre ami H. Delagénière, interne des hôpitaux de Paris, pour l'amabilité avec laquelle il nous a communiqué son mémoire publié à la Société de médecine d'Angers.

Nous remercions également le D' Berne, ainsi que M.Laskine, interne des hôpitaux, MM. Zuber et Georgesco, externes, pour les observations qu'ils nous ont données.

Ce travail comprendra six chapitres .

1° Historique.

2° Aperçu rapide des effets physiologiques du massage, — son action sur les membres fracturés.

3° Moment propice pour commencer le massage.

4° Précautions à prendre.

5° Manipulation du massage — manuel opératoire.

6° Résultats définitifs.

CHAPITRE PREMIER

HISTORIQUE

Le massage remonte à la plus haute antiquité et nombre de voyageurs ont constaté son emploi chez les peuples les plus primitifs pour qui il constitue une manœuvre presque naturelle, utilisée dans un but purement hygiénique ou esthétique et comme moyen de traitement des contusions(1).

Mais, jusqu'en ces derniers temps, il ne semble pas avoir constitué une méthode scientifique, subordonnée à des règles fixes, applicable à des cas bien déterminés et, depuis un petit nombre d'années seulement, des essais d'abord timides et peu nombreux, paraissent devoir le faire sortir de cet état d'infériorité, immérité selon nous, où le tenait un empirisme grossier, brutal, qui dut souvent être l'origine de véritables désastres : car, qui ne sait qu'en France, dans les campagnes, aux portes des villes, à Paris même, il est l'apanage d'empiriques vulgairement connus sous le nom de rebouteurs ?

Préconisé d'abord par Lebâtard (2) et Elleaume (3) pour le traitement de l'entorse tibiotarsienne, il devint entre les mains de Bizet (4), un moyen de diagnostic dans les cas douteux,

(1) Pour plus amples détails nous renvoyons aux leçons de M. Dujardin-Beaumetz. *Bulletin de thérapeutique*, 30 juillet 1887.
(2) *Gazette des hôpitaux* 1853.
(3) *Gazette des hôpitaux* 1850.
(4) *Recueil de mémoires de médecine et de chirurgie* 1865.

d'entorse ou de fracture, accompagnés d'épanchement sanguin : cet auteur montre, en outre
l'utilité du massage contre les raideurs articulaires, mais le proscrit dans le traitement même
des fractures tout en reconnaissant que « là même
« où l'on soupçonne une lésion osseuse, le mas-
« sage ne peut être nuisible ». De là, à le pratiquer pendant la consolidation de l'os, il n'y avait
qu'un pas, mais ce fut seulement en 1874, que
nous le trouvons employé par Bourguet d'Aix et
Dubreuilh de Montpellier, dans certains cas de
fractures juxta-articulaires.

A l'étranger, le massage dans les fractures devint l'objet de nombreuses études et nous lisons
dans le traité du D\u02b3 Norstrom de Stockholm (1)
le passage suivant : « Dans le cas où il existe une
« fracture, dit Podrasky, à propos de la luxation
« tibio-tarsienne, un ou deux massages n'auraient
« pas d'inconvénient. Ils ne pourraient qu'être
« avantageux pour la consolidation de la fracture,
« surtout dans les cas où un épanchement sanguin
« écarte les fragments ». Norstrom ajoute :
« Rien ne prouve qu'en appliquant la méthode
« avec plus d'énergie, on n'arrive à un résultat
« satisfaisant, car est-il démontré que le massage
« bien fait, dès l'origine, entrave la consolidation ?
« Nullement ».

De même en Allemagne avec Schede de Ham-
bourg, en Hollande sous l'influence de Mezger et
ses élèves, on emploie le massage dans les fractures

(1) *Traité théorique et pratique du massage.* Paris, 1884.

et au Congrès français de Chirurgie en 1885, nous voyons Tilanus d'Amsterdam le préconiser pour celles de la rotule et montrer les avantages qu'on peut en retirer, aussi bien pour la durée du traitement qui est abrégée que pour les résultats définitifs qui semblent supérieurs à ceux de l'ancienne méthode.

A la même époque, le Dr Georges Berne (de Paris) soignait ainsi, dès les premiers jours de l'accident, les fractures du péroné à Lariboisière, service du professeur Duplay, et dans sa clientèle privée : il fit, du reste, une leçon publique à ce sujet, à l'hôpital Bichat, dans le service du Dr Huchard et exposa publiquement son manuel opératoire (1). Dans une communication qu'il fit à la Société médico-pratique de Paris en novembre 1885, sur les modifications de la température locale sous l'influence du massage, il s'exprime ainsi : « Je propose d'exercer des manipulations « des muscles et du tégument des membres aussi « précocement que possible, lorsque les condi- « tions présentées par les fractures ne sauraient « s'y opposer ».

Malgré ces différents travaux, le massage appliqué aux fractures et aux entorses compliquées de fracture, était frappé d'une réprobation unanime.

« Le massage ne peut rien pour la soudure de « l'os fracturé. Il faut pour commencer le massage « attendre que le cal étant formé, on ne puisse le « détruire par les manipulations qu'on doit faire

(1) Technique du traitement des fractures par le massage. *Revue générale de clinique et de thérapeutique.*

« en le massant. » Telle était l'opinion exprimée
par Estradère dans son Traité (Paris, 1884, p. 190),
et on peut dire que cette pensée d'un danger re-
doutable régnait dans l'esprit de la plupart des
chirurgiens qui paraissaient avoir oublié l'efficacité du frottement des surfaces fracturées dans les
fractures mal consolidées, efficacité bien prou-
vée cependant par les curieuses recherches de
Victorin Ollier (1). Malgaigne n'avait-il pas dit que
si l'immobilisation devient dangereuse passé le
temps nécessaire, en revanche il faut toujours
avoir présent à l'esprit que l'exercice prématuré du
membre produisant directement la mobilité des
fragments, prédispose aux fausses articulations !

Aussi, chez nous, l'employait-on seulement à
une époque tardive dans le but de remédier aux
accidents consécutifs à une consolidation défectueuse ou à une immobilisation prolongée, et rien
ne faisait prévoir l'importance que le massage
prendrait un jour dans le traitement des fractures
lorsque M. Lucas-Championnière fit une importante communication à la Société de chirurgie en
juin 1886. L'immobilisation du membre et du
foyer de la fracture, la contention et les appareils,
réduction préalablement faite, semblaient être si
indispensables pour le traitement des fractures
qu'on taxa la communication de « réhabilitation
des rebouteurs » et qu'on alla jusqu'à écrire que :
« si les rebouteurs ont eu quelques succès et si
« M. Championnière a pu en relater quelques-

(1) Thèse inaugurale : *Du cal et de ses modifications sous l'influence
de l'irritation*. Montpellier, 1864.

« uns, c'est qu'ils ont trouvé dans le nombre de
« ceux qu'ils soignaient des cas favorables au
« massage et ils ont rendu service sans savoir ce
« qu'ils faisaient, comme M. Jourdain faisait de
« la prose sans le savoir » (1).

Depuis, MM. Terrier et Reclus ont rapporté
des cas de fracture du péroné massés avec succès,
Maison (2), dans sa Thèse, étudie les fractures
para-articulaires et, tout récemment, Lapervenche (3) apporte un grand nombre d'observations
qui semblent prouver définitivement l'utilité du
massage dans les fractur s juxta-articulaires.

(1) *Gazette des hôpitaux*, 5 novembre 1887 Revue générale, par
F. Verchère.
(2) Paris. Thèse 1886.
(3) Paris. Thèse 1887.

CHAPITRE II

EFFETS PHYSIOLOGIQUES DU MASSAGE

Estradère, dans un beau travail (1), a, le premier, bien mis en lumière et les effets physiologiques du massage et les résultats qu'on pouvait en obtenir; mais ce ne fut pas la France qui en reçut tous les bénéfices. Et cependant, comme disait Piorry : « on ne saurait méconnaître la « triple action du massage sur la peau, les articu- « lations, les muscles ».

En effet, nous savons que le massage facilite la fonction de sécrétion et d'excrétion cutanée, qu'il augmente la contractilité musculaire, prévient ainsi l'atrophie et rend les mouvements plus aisés, favorise les phénomènes d'endosmose, évite les raideurs et, ainsi que l'écrivait Hippocrate : « relâche une articulation trop rigide, resserre une « articulation trop lâche. » Il active, en outre, les fonctions digestives et d'assimilation, produit des effets anesthésiques signalés par Mosengeil, et d'autres plus bizarres appelés Passes en magnétisme et désignés sous le nom de Neurisation par Baréty.

En imprimant une activité plus grande à la circulation profonde, musculaire, cutanée, non seulement le massage favorise les apports nutri-

(1) Thèse de Paris 1863.

tifs, évite la stase sanguine, hâte la résorption des liquides épanchés, mais encore peut produire une élévation de la température locale pouvant atteindre 3° centigrades d'après Mosengeil, et même 5° pour Berne.

Telles sont, en résumé, les propriétés physiologiques du massage. Voyons maintenant ce qu'il peut donner lorsqu'on l'applique à un membre fracturé.

Tout d'abord que se passe-t-il au niveau de la solution de continuité? Du sang s'épanche entre les fragments osseux, s'insinue au-dessous du périoste, au milieu des muscles voisins et de leurs faisceaux. Plus tard, cet épanchement se résorbe et une substance séreuse, incolore, un « blastème » le remplace : il est formé par les capillaires, la moelle, les parties molles environnantes traumatisées et surtout par le périoste. Or, du fait même de la fracture, les parties capables de reproduire l'os sont irritées, mais le travail réparateur ne pourra commencer qu'après la résorption des liquides épanchés. De plus, en activant la circulation, on favorise les apports nutritifs, l'exsudation du blastème, l'hyperplasie de la couche profonde du périoste ou couche ostéogénique, et par conséquent la formation du cal. Toutefois, nous n'allons pas jusqu'à dire que son évolution osseuse soit avancée de beaucoup, car rien ne nous prouve qu'il en soit ainsi chez un individu atteint de fracture de jambe et marchant le vingt-huitième jour (Obs. XVI), le vingt-cinquième (Obs. XII); et cependant la consolidation est heureusement

influencée. Mais, comme par le massage, toutes
les fonctions du membre sont conservées, nous
concevons parfaitement qu'il puisse être utilisé
lorsque la consolidation est suffisante, quoique
incomplète. En effet, tandis que dans un membre
fracturé et immobilisé rigoureusement les parties
constituantes sont pour ainsi dire mortes, ont
besoin d'une sorte d'éducation pour revenir à
l'intégrité première, dans le membre massé, au
contraire, elles ont continué à fonctionner, la circulation se fait bien, la sensibilité cutanée, tonicité musculaire, le sens musculaire sont conservés,
les efforts sont calculés sur le travail à accomplir,
proportionnés à l'état de résistance du cal et
guidés par la volonté.

Ce n'est pas tout : lorsque les deux os de la
jambe, les deux os de l'avant-bras sont cassés
complètement, la contraction musculaire ne peut
mouvoir le membre, les muscles privés de leurs le-
viers, voués à une inactivité fonctionnelle forcée,
vont dégénérer dans la structure de leurs fibres et
s'atrophier pour peu que l'inactivité se prolonge :
puis cette atrophie est favorisée « par une répar-
« tition irrégulière des matériaux nutritifs qui se
« portent en excès vers l'os avant et après la répa-
« ration et se porte en moindre quantité dans les
« autres parties. Cette inégalité est d'ailleurs né-
« cessaire pour la formation du cal » (1).

Un seul os est-il brisé, l'impotence est due surtout à la douleur.

(1) Gosselin. *Leçons cliniques.*

Si, dans ces conditions, on pratique le massage, les muscles continuent à vivre, les matériaux nutritifs leur arrivent en quantité suffisante, ils entrent en contraction et ce travail suffit pour maintenir leur vitalité et leur volume. La résorption des liquides épanchés entre leurs fibres est également favorisée. La douleur, atténuée à la fin de la première séance au point de permettre les mouvements des doigts et de la main (Obs. II), disparaît généralement complètement de la cinquième à la septième séance, quelquefois beaucoup plus tôt (Obs. VIII). Le gonflement lui-même, parfois si considérable, résiste rarement à plus de sept séances : les ecchymoses s'étalent, changent de couleur et disparaissent rapidement.

Mais le cal obtenu, la tâche du chirurgien est-elle achevée ? Non, car il faut encore rétablir les fonctions du membre blessé et pour cela il est nécessaire qu'il n'existe dans le foyer ou le voisinage aucun trouble nerveux important, aucun trouble circulatoire : il faut surtout que les articulations du voisinage n'aient perdu aucune de leurs qualités essentielles de souplesse et de mobilité. Nos observations nous montrent que, non seulement il n'y a pas de troubles trophiques du côté de la peau, mais encore que les articulations situées au-dessus et au-dessous de la fracture ne sont le siège d'aucune raideur et que les muscles ont conservé leur forme et leur élasticité.

En un mot, sitôt le cal formé, à peine la consolidation est-elle effectuée, que le membre a repris sa tournure habituelle; il faut cependant reconnaître que, dans les premiers jours où il marche, le malade guéri d'une fracture de jambe, boite un peu et ne confie à son membre inférieur que la somme de travail qu'il peut accomplir.

A un autre point de vue, le massage, ainsi que le démontre notre Observation XVII, est encore utile : nous voulons parler de l'influence qu'il exerce sur la transformation osseuse du cal dans les cas où la consolidation n'est pas effectuée lorsqu'on retire de l'appareil un membre qui a été immobilisé suivant les règles classiques. Les manipulations déterminent au niveau des surfaces fracturées des frottements qui ont pour résultat d'irriter le périoste et de réveiller la disposition à l'ossification du tissu intermédiaire aux fragments.

Cette efficacité du frottement des surfaces fracturées dans les fractures mal consolidées a déjà été signalée par Victorin Ollier qui, en outre, a constaté « qu'en irritant le cal par des frottements « répétés de jour en jour la période cartilagineuse « était prolongée et la consolidation notablement « retardée ». Nous ferons seulement remarquer que, lorsqu'on traite une fracture de cuisse par l'appareil de Hennequin, une fracture du péroné ou de l'avant-bras par le massage, il est impossible de ne pas produire quelques mouvements au niveau de la solution de continuité, et pourtant ces fractures guérissent très bien. Il faut donc admettre qu'une irritation légère, s'exerçant dans d'étroites limites n'est pas préjudiciable à la consolidation et qu'il n'est pas nécessaire d'immobiliser d'une façon absolue un membre fracturé.

CHAPITRE III

MOMENT PROPICE POUR COMMENCER LE MASSAGE

Plusieurs cas peuvent se présenter : le malade consulte quelques heures après l'accident, au bout de deux ou trois jours, plus tard encore.

Le gonflement n'existe pas ou est à peine appréciable si la fracture remonte à quelques heures et, en pratiquant le massage à ce moment, nous croyons qu'il est possible de l'éviter, au moins en partie, car les liquides qui s'épanchent sont résorbés au fur et à mesure. Sans doute la plaie osseuse doit sécréter dans l'intervalle des séances, mais le liquide est peu considérable et on en viendra d'autant plus facilement à bout ultérieurement qu'on aura soin de mettre le membre dans un appareil ouaté, légèrement compressif, ou dans un plâtre.

Lorsque l'accident date de deux ou trois jours, tous les tissus sont déjà infiltrés, le gonflement est à son maximum, ou bien près de l'être : abandonné à lui-même, il mettra une dizaine de jours à se résorber. Si au contraire on pratique le massage, on le verra dans certains cas, pour ainsi dire, diminuer à vue d'œil et, en général, il sera disparu au bout de cinq ou sept séances, ainsi que le montrent nos observations. On gagne donc ainsi un temps précieux pour la formation du cal

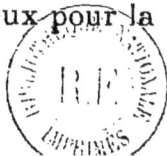

dont la période d'évolution nous semble diminuée du nombre de jours qui auraient été nécessaires pour la résorption spontanée de l'épanchement : aussi, nous ne sommes nullement surpris de voir un homme atteint de fracture de jambe (Obs. 11) au tiers inférieur, ramené à son état absolument normal, après trente-neuf jours seulement et un autre ayant une fracture de l'avant-bras gauche (Obs. 1) se servir de son membre, sans la moindre souffrance, le 15 novembre, son entrée à l'hôpital datant du 29 octobre : ce qui revient à dire que l'épanchement est cause, en partie tout au moins, de la longueur du traitement des fractures par la méthode classique, la lymphe qui doit rétablir l'intégrité du squelette ne se montrant que lorsqu'il y a eu résorption, et qu'une fracture massée depuis vingt-cinq jours présente un cal aussi avancé dans son évolution que si l'accident remontait à trente ou trente-deux jours.

C'est encore pour les mêmes motifs que nous ferions du massage si un malade ayant une fracture depuis huit ou dix jours nous consultait ou si une complication, telle que phlyctènes, excoriations, plaie superficielle, contusion violente, nous avait empêché de le faire dès les premiers jours ou nous mettait dans l'impossibilité momentanée de continuer. Il est probable que, dans ce cas, les manipulations tardives agissent surtout sur la tonicité musculaire qui est réveillée et sur la nutrition des tissus.

Par conséquent, masser une fracture est toujours chose avantageuse, mais plus on se rapprochera du moment de l'accident, plus le malade en bénéficiera.

Si les fragments osseux au lieu d'être en contact et de ne produire aucune déformation (Obs. IV, XI, XII), ont une tendance légère au déplacement ou bien forment une saillie (Obs. I, II), les symptômes primitifs à combattre n'en sont pas moins la douleur, le gonflement et l'ecchymose : les tissus, eux aussi, offrent les mêmes lésions. Le massage trouve donc, là encore, son indication ; mais le point prédominant, capital, est la solution de continuité du squelette osseux car, si la réparation ne se fait pas, le membre devient inutile, si elle est mauvaise ou imparfaite, il fonctionne mal ou ne fonctionne plus. Ce serait donc uniquement quant à la fonction ultérieure du membre qu'on pourrait se placer pour repousser le massage dans les fractures avec déplacement dans la crainte de les remuer, de ne pouvoir les maintenir suffisamment en contact, d'obtenir enfin une consolidation ou vicieuse ou imparfaite (1).

Bornons-nous pour le moment à dire que les résultats sont très satisfaisants aussi bien dans les cas où les deux os sont fracturés que dans ceux où l'un reste comme soutien de l'autre : ajoutons, que le déplacement réduit, on pratiquait séance tenante le massage en employant des précautions que nous indiquerons dans le chapitre suivant, à seule fin d'éviter quelque accident au malade.

(1) Si le déplacement était considérable, difficile à maintenir ou se reproduisait, il faudrait attendre avant de faire du massage. — De même, s'il y avait une plaie des téguments, on doit la soigner tout d'abord.

CHAPITRE IV

Avant d'appliquer le massage à un membre fracturé, avant-bras ou jambe, on doit chercher à remplir certaines indications qui nous paraissent les suivantes :

1° Eviter, autant que possible, des mouvements au niveau des fragments pendant que l'on masse le membre.

2° Immobiliser les fragments après chaque séance.

3° L'appareil doit pouvoir être facilement enlevé et remis en place.

Pour assurer l'immobilité aussi complète que possible des fragments pendant les manipulations, on peut, ainsi que cela se fait dans le service de M. Lucas-Championnière, se servir de coussins faits d'une double enveloppe de toile que l'on remplit incomplètement de sable fin, bien sec; ils sont un peu plus longs que les membres auxquels on les destine et suffisamment larges pour les déborder latéralement.

Supposons qu'il s'agisse d'une fracture de jambe au tiers inférieur que nous voyons pour la première fois et sans déplacement. Nous saisissons solidement la jambe au-dessus et au-dessous du trait de fracture et nous l'élevons en évitant soigneusement toute brusquerie dans les mouvements ; on conçoit pourquoi : puis un aide glisse entre le lit et la jambe un coussin et refoule un peu de sable sur les côtés. Le membre est alors doucement placé sur le coussin et on le maintient dans une position fixe en ramenant un peu de sable qui joue le rôle de cale. On procède ensuite au massage.

En se conformant à cette manière de faire, nous croyons qu'il est possible d'épargner au malade non seulement de la douleur, mais encore d'éviter la rupture de vaisseaux qui viendraient augmenter l'épanchement et par suite retarder les bienfaits des manipulations. A un autre point de vue, cette condition, immobilité des fragments pendant le massage, ne nous paraît pas moins nécessaire : je veux parler du détachement possible d'une parcelle ou d'un fragment d'os qui serait corps étranger avec ses conséquences, de l'interposition entre les fragments d'un débris de muscle, d'une frange aponévrotique, d'une lésion des tissus voisins par une pointe osseuse, de l'extension à l'articulation tibio-tarsienne de la fissure de la fracture en V de Gosselin.

Si, au lieu d'être en contact comme dans le cas précédent, les fragments étaient déplacés, on pourrait ou bien placer le membre sur le coussin et réduire ensuite, ou bien faire l'inverse : il nous semble, toutefois, qu'il est préférable de ne pratiquer la réduction que lorsque tous les préparatifs du massage sont faits.

Que l'immobilité soit obtenue à l'aide d'un seul coussin, comme plus haut, ou de deux placés à droite et à gauche, peu importe, l'indication est remplie, mais le choix du contenu n'est pas indifférent : il doit pouvoir se mouler exactement sur les contours du membre et constituer une surface unie, sans aspérités.

Mais, nous dira-t-on, quelques précautions que vous preniez, vous n'arriverez pas à empêcher que, pendant les manipulations, vous ne produisiez des mouvements au niveau des extrémités fracturées. C'est possible et nous n'avons pas la prétention de les souder pour ainsi dire l'un à l'autre de façon à supprimer tout mouvement, mais ce que nous désirons, avant tout, c'est l'immobilité ; elle nous paraît suffisante alors que nos manœuvres nous mettent à l'abri de toute rupture de vaisseaux, de toute lésion des parties molles environnantes, alors enfin que la situation des fragments est telle qu'elle ne modifie ni la forme, ni la fonction du membre.

L'immobilisation du membre fracturé, après chaque séance, est une condition tout aussi nécessaire que la précédente pour que le malade bénéficie des avantages du massage; elle peut s'obtenir, ainsi que le montrent nos observations, soit par des gouttières plâtrées, soit par des appareils ouatés, mais le choix du moyen doit être guidé, il nous semble, par ce fait, que l'appareil est enlevé tous les jours ou tous les deux jours, puis remis en place : par conséquent celui dont le maniement est susceptible d'occasionner le moins de

secousses au membre fracturé et partant le moins
de douleur au patient, mérite la préférence.

A notre avis, les gouttières plâtrées réalisent
ces indications pourvu qu'elles n'embrassent pas
plus de la moitié de la circonférence du membre
et qu'elles ne soient pas trop épaisses, résultat
auquel on peut arriver en employant un nombre
déterminé d'épaisseurs de tarlatane, par exemple
huit pour la jambe, six pour l'avant-bras, et en
taillant l'appareil sur le membre lui-même. La
gouttière ainsi préparée est appliquée comme
d'ordinaire et maintenue par une bande de toile
uniformément serrée, en allant de l'extrémité du
membre vers sa racine, jusqu'au moment du massage ultérieur ; mais, préalablement, il faut avoir
soin ou de frotter le membre d'huile ou d'en raser
les poils afin d'éviter l'adhérence de la gouttière.

A la question des appareils s'en rattache une
concernant la durée pendant laquelle ils peuvent
être utilisés.

Bien qu'il nous soit assez difficile de donner une
réponse précise, estimant que vouloir renfermer
dans des limites exactes le chiffre des jours nécessaires pour la consolidation de chaque os consti-
tuerait une entreprise exposée à bien des erreurs
et des mécomptes, nous dirons, simplement, qu'il
est permis de supprimer les appareils dès que la
consolidation paraît suffisante et que le membre
peut commencer à remplir ses fonctions, sans
compromettre le résultat définitif.

C'est ainsi qu'ils sont enlevés, dès que le malade

peut marcher, c'est-à-dire au bout de vingt-sept
jours (Obs. XVI), trente jours après l'accident
(Obs. XIV), vingt-quatre jours (Obs. XII) : dès
qu'il peut exécuter les mouvements de l'avant-
bras, au bout de dix-sept jours (Obs. I), vingt-
quatre jours (Obs. II). Mais nous aurons occasion
de revenir sur ce sujet en traitant des résultats
définitifs.

CHAPITRE V

MANIPULATION DU MASSAGE

MANUEL OPÉRATOIRE

D'après Nostrom, les diverses manipulations qui constituent le massage, peuvent se ramener à quatre types principaux : l'effleurage, la friction, le pétrissage et le tapotement.

Nous adoptons cette classification qui est beaucoup plus simple que celle de Dally et répond aux exigences de la pratique, à la condition toutefois que le massage ainsi compris soit complété, comme l'a dit Nostrom, par d'autres pratiques physiques, telles que mouvements passifs qui, pour Estradère, Phélippeaux, Dally, constituent une simple manœuvre du massage.

L'effleurage, comme son nom l'indique, consiste à passer doucement sur la peau soit la pulpe des pouces ou des quatre doigts, soit la paume des mains posées à plat.

Disons également qu'en Allemagne on emploie la face dorsale des phalanges, poings fermés, mais ce sont là des manœuvres inutiles pour notre sujet.

Il se fait avec les deux mêmes alternatives et toujours de l'extrémité du membre vers sa racine : avant qu'une main ait terminé sa course centripète, l'autre commence la sienne en partant du point initial.

Les frictions ne sont, en somme, qu'une modification de l'effleurage, seulement la force déployée est plus considérable.

Elles doivent être lentes, progressives, c'est-à-dire de plus en plus fortes, ne jamais porter sur le foyer même de la fracture qui est presque toujours le siège d'une vive douleur, mais seulement autour de lui.

Le pétrissage se pratique avec les doigts si le muscle sur lequel on veut agir peut être isolé, avec la paume des deux mains si ce sont tous les muscles d'une région ou d'un segment de membre que l'on se propose de masser.

On peut le faire suivre de frictions ou alterner les deux genres de manipulations.

Quant au tapotement, il comprend : 1° le claquement qui se fait avec la paume de la main ou des instruments tels que le battoir dorsal de Kleman, le tapoteur de Granville mû par un mouvement d'horlogerie, le rouleau de Butler et le cylindre de Stein, ces deux derniers permettant l'usage simultané du massage et de l'électricité, le ballon en caoutchouc de Berne, de Paris ; 2° les hachures qui se font avec le bord cubital de la main ; 3° le pointillement à l'aide d'un ou plusieurs doigts.

Maintenant que nous connaissons les différentes manipulations, voyons comment on peut procéder.

MANUEL OPÉRATOIRE DANS LA FRACTURE

DE JAMBE

La jambe immobilisée, ainsi que nous l'avons
dit, le chirurgien, après s'être bien graissé les
doigts avec de la vaseline, applique le pouce par
sa face palmaire sur le dos du pied et procède à
l'effleurage en allant doucement de bas en haut
jusqu'au-dessus du genou et en diminuant un
peu la pression au moment où il arrive au niveau
du trait de fracture. Avant que le pouce droit,
par exemple, n'ait terminé son mouvement centripète, le pouce gauche commence le sien en bas
et on continue ainsi en ayant soin d'étendre à
chaque glissement la surface de contact.

Généralement l'effleurage, un peu douloureux
au début, est bien supporté au bout de quelques
minutes : on peut alors employer les éminences
thénar, toute la paume de la main et accentuer
les pressions. Mais, parfois, une sensibilité spéciale de la peau persiste en certains points, il suffit
alors, pour faire disparaître cette hyperesthésie,
d'exercer avec la pulpe d'un des pouces de petits
frôlements, puis de petites pressions circulaires
et locales.

Lorsque la séance du massage est terminée,
afin d'éviter le déplacement des fragments, on
immobilise la jambe avec les mains et on fait
exécuter au malade des mouvements des orteils (1)

___

(1) Berne imprime aux orteils un mouvement de circumduction en
appliquant la surface palmaire de sa main sur les extrémités des
orteils.

et du cou-de-pied, puis ou bien on construit un appareil plâtré ou bien on se dispose à remettre la jambe dans sa gouttière. Elle s'étend de l'extrémité antérieure des métatarsiens au genou. — D'une main le chirurgien saisit le talon, tandis qu'avec l'autre il fait exécuter au pied des mouvements complets de flexion et d'extension, doucement, sans secousse. Cela fait et la seconde main placée plus haut, il soulève un peu le membre pour permettre à un aide de glisser en dessous l'appareil qui est maintenu en place par une bande de toile et termine en faisant, toujours sans brusquerie, exécuter au genou des mouvements de flexion et d'extension, lorsque l'appareil s'arrête au-dessous de l'interligne articulaire.

MANUEL OPÉRATOIRE DANS LA FRACTURE DU PÉRONÉ

Le malade étant dans le décubitus latéral, la jambe fléchie sur la cuisse et reposant par sa face interne sur le lit, l'opérateur, après avoir pris les mêmes précautions que plus haut, place sa main de manière que la face palmaire du pouce corresponde à la région péronière et que le cou-de-pied soit embrassé par les autres doigts : il pratique alors l'effleurage en ayant soin d'aller toujours de bas en haut, jusqu'au niveau du genou, d'éviter le trait de fracture, de n'augmenter les pressions que lorsque le massage est mieux supporté et de terminer par des mouvements des orteils et de l'articulation tibio-tarsienne.

On peut, si l'on veut, laisser le membre à
découvert, mais, comme la douleur disparaît vite
et que le malade peut marcher, il est préférable
d'appliquer une gouttière plâtrée que l'on main-
tiendra dix à onze jours. A cette époque seulement on lui permettra de marcher un peu soit à
l'aide d'une personne, soit en s'appuyant sur une
canne : ajoutons enfin que la marche sera graduée
progressivement.

MANUEL OPÉRATOIRE DANS LA FRACTURE DU TIBIA

La jambe un peu inclinée sur sa face externe et
fléchie légèrement sur la cuisse, le chirurgien,
après avoir pris les mêmes précautions que plus
haut (immobilisation, vaseline), commence les
mouvements centripètes sur le dos du pied, termine au niveau du genou et augmente les pressions au fur et à mesure que la douleur se calme.
Il peut aussi, avant de mobiliser les articulations,
pétrir les muscles du mollet, condition évidem-
ment avantageuse pour prévenir l'atrophie, ou
pratiquer le tapotement avec le ballon de
Berne.

MANUEL OPÉRATOIRE DANS LA FRACTURE D'AVANT-BRAS

L'avant-bras, reposant par sa face palmaire sur
le coussin destiné à immobiliser les fragments,
le chirurgien, après avoir enduit de vaseline la

face dorsale du membre et s'être graissé aussi les doigts, procède au massage.

A cet effet, il place la pulpe du pouce sur le dos de la main, commence les mouvements en allant de bas en haut pour s'arrêter seulement au niveau du coude et revient à son point de départ en soulevant les pouces de façon à ne pas toucher la peau. Il continue ainsi en augmentant peu à peu la surface de contact et les pressions, à mesure que les manipulations sont moins douloureuses, de façon à employer l'éminence thénar, puis la paume de la main.

Lorsque les manipulations ne sont plus douloureuses, que le malade peut exécuter des mouvements des doigts et du poignet, le massage doit être fait successivement sur la face dorsale et sur la face palmaire (1): l'appareil qui, primitivement, s'étendait de l'articulation du coude à la paume de la main, est coupé à ses deux extrémités afin de permettre au malade l'usage de sa main et laisser plus libres les mouvements du coude. Enfin chaque séance est terminée en faisant exécuter des mouvements aux articulations des doigts, du poignet et du coude.

Si la fracture, au lieu de comprendre les deux os de l'avant-bras, n'intéresse que le radius, il faut incliner l'avant-bras et la main sur leur bord cubital, les immobiliser dans cette position et

(1) Au niveau de la face palmaire, Berne a l'habitude de presser alternativement avec ses deux pouces, de bas en haut en suivant le trajet de la radiale, afin d'exercer une pression énergique sur les veines radiales voisines de l'artère et agir ainsi sur la circulation du poignet et de la main.

procéder aux manipulations comme nous l'avons indiqué plus haut.

Les séances du massage sont, en général, faites pendant toute la durée du traitement, c'est-à-dire jusqu'au moment où le membre fracturé a recouvré l'aptitude à remplir ses fonctions ; quant à leur nombre, nous ne chercherons pas à le déterminer dans chaque cas particulier et nous dirons simplement qu'il varie non seulement suivant le volume des os du membre, mais encore suivant que la fracture atteint tout son squelette ou simplement un os ; il faut en outre tenir compte de l'âge du sujet, car, plus le sujet est jeune, plus la consolidation se fait vite.

D'ailleurs, ce nombre des séances a, peut-être, une valeur moins grande que leur durée et l'intervalle qui les sépare. En effet, comme au début, il faut lutter contre les éléments douleur et gonflement, nous sommes d'avis que les séances soient faites tous les jours jusqu'à la disparition complète de la douleur pendant les manipulations et tous les deux jours ensuite parce qu'il sera possible au malade atteint de fracture d'avant-bras de faire des mouvements des doigts et du poignet, puis du coude ; pour la jambe, séances quotidiennes également jusqu'au jour où le malade pourra poser le pied par terre et marcher un peu ; tous les deux jours à dater de cette époque. Il y aurait, peut-être, avantage, au point de vue de la rapidité de la guérison, à ce que les séances aient lieu tous les jours, pendant toute la durée du traitement.

La durée des séances sera en moyenne de quinze minutes, mais elles peuvent être plus longues dans les cas d'hyperesthésie excessive et d'épanchement considérable.

En résumé, lorsqu'on pratique du massage, il faut toujours exercer des pressions centripètes, progressives, mais sans provoquer de la douleur, et sur les endroits où se trouvent les gaines vasculaires; éviter le trait de fracture ou diminuer la pression à son niveau ; faire exécuter des mouvements aux articulations situées au-dessus et au-dessous du trait de fracture; pratiquer des séances quotidiennes de 15 minutes jusqu'au jour où le membre est susceptible de remplir quelques-unes de ses fonctions ; tous les deux jours ensuite et de même durée.

CHAPITRE VI

RÉSULTATS DÉFINITIFS

Dans l'appréciation des résultats obtenus, il est nécessaire, ce nous semble, de distinguer deux éléments d'une importance égale : le laps de temps nécessaire pour que la consolidation s'effectue, et, en second lieu, pour que le retour à l'intégrité fonctionnelle soit achevée.

Maintenant voyons ce que disent les auteurs relativement au temps nécessaire pour que la consolidation soit effectuée, nous comparerons ensuite.

D'après Malgaigne (1) trente jours sont nécessairespour la formation du cal dans les fractures d'avant-bras, quarante jours pour celles du cubitus.

Pour les fractures du radius, Malgaigne s'exprime de la façon suivante :

« Je renouvelle l'appareil du dix-huitième au
« vingtième jour pour m'assurer de l'état des
« choses et remédier au déplacement, s'il s'était
« reproduit; après quoi je n'y touche plus jusqu'au
« trentième pour mettre le membre tout à fait
« en liberté ».

Pour Hamilton (2), la consolidation des fractures d'avant-bras se fait du vingtième au trentième jour, mais il reconnaît qu'elle peut être retardée

---

(1) Malgaigne. *Fractures et Luxations.*

(2) *Traité pratique des fractures et des luxations,* par H. Hamilton, tr d. par Poinsot.

Nos	DIAGNOSTIC		RÉSULTAT	Durée totale du traitement depuis le jour d'accident.
1	Fracture d'avant-bras gauche au tiers inférieur.	Saillie antéro-postérieure formée par extrémités osseuses fracturées. — Réduction suivie de massage et d'appareil plâtré retiré au bout de dix-sept jours. Massage tous les deux jours.	Très bon. Tous les mouvements. Pas de déformation.	23 jours.
2	Fracture d'avant bras droit, partie moyenne	Déformation, réduction, massage de suite, plâtre utilisé vingt-quatre jours. Massage tous les quatre jours.	Parfait. Usage complet.	32 jours.
3	Fracture du radius au tiers inférieur.	Fragments ont tendance à se porter vers cubitus. Appareil provisoire huit jours, plâtre utilisé quatorze jours. Massage tous les jours. Resté dix jours sans venir se faire voir, d'où un retard dans le traitement.	Pas de déformation. Tous les mouvements.	29 jours.
4	Fracture du radius au tiers inférieur.	Pas de déformation. — Appareil formé de deux attelles. — Massage quatre jours après accident, tous les jours.	Bon résultat.	21 jours.
5	Fracture double du cubitus.	Main déjetée un peu sur côté cubital. — Massage de suite. — Consolidation s'effectue en vingt-sept jours.	Etat du membre parfait. Mouvements s'exécutent très bien	34 jours.
6	Fracture du péroné.	Gouttière utilisée dix jours. — Pas de déformation. — Massage tous les deux jours, 1er quatre jours après accident	Marche le dix-septième jour.	25 jours.
7	Fracture du péroné au tiers inférieur.	Pas d'appareil, massage.	Guérison le	20e jour.
8	Fracture du péroné partie moyenne	Appareil plâtré, massage de suite, tous les jours. — Suppression d'appareil le cinquième jour.	Dès le onzième jour, parcourait appartement. Ni atrophie, ni trouble de calorification.	17 jours.
9	Fracture du péroné à sept centimètres au-dessus de la malléole	Massage de suite. — Appareil plâtré supprimé le dix-huitième jour.	Se tient debout dès le troisième jour. Commence à marcher le neuvième. Complètement guéri le dix-huitième.	18 jours.

Nos	DIAGNOSTIC		RÉSULTAT	Durée totale du traitement depuis le jour d'accident.
10	Fracture du Tibia au tiers inférieur.	Pas de déplacement. — Massage à partir du troisième jour.	Se lève le dixième jour, marche le quinzième, facilement le vingt-cinquième.	25 jours.
11	Fracture du Tibia tiers inférieur.	Gouttière utilisée quinze jours, massage à partir du troisième, tous les jours.	Marche le quinzième jour, sans douleur le vingt-unième jour.	37 jours.
12	Fracture de jambe gauche, tiers inférieur.	Pas de déformation, massage de suite, tous les jours. — Gouttière plâtrée utilisée vingt-quatre jours.	Marche le vingt-cinquième jour. Sans boiter sans raideur à 29 jours.	29 jours.
13	Fracture de jambe au tiers inférieur.	Gouttière plâtrée utilisée trente jours, massage seulement au bout de six jours, tous les jours.	Trente-quatrième jour commence à marcher. Pas de raideur ni boiterie.	67 jours.
14	Fracture de jambe au tiers inférieur.	Pas de déplacement notable, massage sept jours de suite, appareil le huitième, utilisé vingt-deux jours.	Pas de raideur ni de sensibilité du cal.	35 jours.
15	Fracture de jambe.	Appareil utilisé onze jours, massage tous les deux jours.	Très bon résultat.	26 jours.
16	Fracture de jambe gauche au tiers inférieur.	Massage sept jours de suite, le huitième appareil plâtré, retiré au bout de vingt jours.	Commence à marcher le vingt huitième jour. Marche sans boiter le trente quatrième	34 jours.
17	Pseudarthrose modifiée par massage.	Le cal non formé à quarante-cinq jours se constitue en une semaine et demie au point de permettre la marche. — Articulation fémoro-tibiale en état de raideur très marquée s'assouplit et permet la flexion à angle droit.		
18	Fracture de jambe partie moyenne.	Massage huit jours de suite, appareil retiré le vingtième.	Marche facile cal difficile à sentir.	

au delà de cette époque par le fait du radius qui se consolide en plus de temps que le cubitus.

Fracture de l'avant-bras. — Dans le premier de nos deux cas, l'appareil a été retiré au bout de dix-sept jours ; le second présentait trois jours après l'accident une tuméfaction localisée au niveau de la fracture qui était consolidée au bout de vingt-quatre jours.

Fracture du radius. — Dans la première de nos observations, les fragments avaient une tendance manifeste à se porter vers la ligne médiane et l'appareil n'a été laissé que vingt-deux jours en comptant les huit jours d'appareil provisoire. Dans la seconde, la fracture était complètement guérie le vingt-et-unième jour.

Fracture du cubitus. — La consolidation s'effectue en vingt-sept jours et, dès le vingt-quatrième jour, on pouvait percevoir le cal.

Malgaigne dit que, dans les fractures de jambe, on peut, au bout de trente-cinq ou quarante jours, ôter l'appareil s'il n'y a pas de déplacement ou si le déplacement est léger. Même époque pour Hamilton.

Pour celles du tibia, Malgaigne indique trente-cinq ou quarante jours et Hamilton quarante-cinq jours.

Les fractures du péroné sans déplacement sont parfaitement consolidées en trente jours suivant Malgaigne, tandis que pour Hamilton il faut, en général, laisser les appareils de côté à la fin de la troisième ou quatrième semaine.

Fracture de jambe. — Chez nos six malades,

l'appareil a été supprimé au bout de vingt-quatre jours (Obs. XII), trente jours (Obs. XIII), vingt-neuf jours (Obs. XIV), onze jours (Obs. XV), vingt-sept jours (Obs. XVI), vingt jours (Obs. XVIII), après l'accident.

Fracture du tibia. — Sur deux observations, une seule mentionne l'emploi d'un appareil : la fracture avait lieu le 11 janvier et la gouttière était retirée le 26 du même mois.

Fracture du péroné. — Sur quatre cas, trois seulement ont été immobilisés et l'appareil a été supprimé, douze jours (Obs. VI). cinq jours (Obs. VIII), dix-huit jours (Obs. IX) après la fracture. Le malade non immobilisé était guéri au bout de vingt-quatre jours.

Si nous comparons les résultats que nous venons d'énoncer avec ceux que mentionnent les auteurs, l'avantage nous reste et nous ne craignons pas de le dire, malgré l'incontestable autorité de Malgaigne, les chiffres donnés par lui nous paraissent exagérés : il était, comme les chirurgiens de son temps, vivement préoccupé par la prétendue nécessité de maintenir longtemps les malades dans une immobilité absolue et les y laissait en réalité alors que la solidité était déjà assurée.

Ajoutons qu'il ne faut pas confondre l'absence de mobilité avec la consolidation complète, mais il nous semble qu'il est bien permis d'admettre celle-ci, quand le malade marche sans difficulté et peut soulever une chaise.

État de l'articulation. — Ce point est capital et

c'est là, disons-le, une des raisons d'être du traitement dont nous nous occupons.

Aucun des malades n'a présenté au niveau des jointures de phénomènes douloureux ayant un caractère sérieux, et à plus forte raison une intensité pathologique. Ici point d'adhérence à vaincre, pas de tissus fibreux rétractés à allonger.

On sait qu'il en est souvent autrement chez les malades longtemps immobilisés.

Déformation. — Si nous interrogeons les résultats consignés dans nos observations au point de vue de la déformation consécutive à la fracture, nous voyons qu'aucune d'elles n'en fait mention et cela par la raison toute simple que l'appareil étant enlevé tous les jours, la direction du membre est plus attentivement surveillée. Et cependant, même dans les cas où il y avait un déplacement des fragments, le massage commencé aussitôt après la réduction était continué les jours suivants.

Il nous semble aussi que cette absence de déformation dans les fractures d'avant-bras tient à ce que la membrane interosseuse ne s'est pas rétractée et par suite n'a pas attiré à elle les extrémités fracturées : d'où conservation des mouvements de rotation. C'est afin d'éviter le retrait de cette membrane favorisé par la position en demi-pronation, et de la combattre que M. Ramonet (*Archives générales de médecine* 1881) a conseillé d'enlever l'appareil au bout de quinze jours et d'imprimer fréquemment des mouvements de supination à l'avant-bras.

De même pas de déplacement consécutif à un exercice prématuré du membre.

Fonctions du membre. — Ainsi que nous l'avons déjà dit, à peine la consolidation est-elle effectuée que le membre a repris sa tournure habituelle.

En effet, les mouvements de l'avant-bras sont aussi étendus et aussi faciles que ceux du côté sain ; l'extension et la flexion de la main s'exécutent bien. Dans un seul cas, l'extension a paru un peu défectueuse, mais cet accident disparut au bout de deux séances d'électrisation.

Dans les fractures du radius, le résultat n'est pas moins satisfaisant : tous les mouvements existent, il n'y a pas de déformation. Cependant, d'après Hamilton, « on ne doit pas promettre « avec trop d'assurance, sous peine d'être démenti « par l'événement, un membre parfait alors que « le radius seul est fracturé parce qu'on ne peut « pas toujours être assuré que les fragments sont « convenablement réduits ou qu'ils ne se dépla- « ceront pas dans la suite ».

L'état du membre est également parfait dans le seul cas que nous rapportons de fracture du cubitus qui est un exemple de fracture double.

De même pour la jambe, pas de raideur du cou-de-pied, du genou, les mouvements s'exécutent bien et, au bout de quelques jours, la marche est aussi assurée et franche qu'avant l'accident. C'est à peine si la boiterie du début persiste au delà de cinq ou six jours.

Remarquons en outre que, dans aucun cas, il

n'est fait mention de cette œdème, parfois si considérable, qu'on observe sur les membres immobilisés ; absence également de cal volumineux pouvant entraîner une gène ou une difformité.

Le système musculaire, lui aussi, a continué à vivre : les muscles ont conservé leur tonicité, leur volume et ce qu'on appelle le sens musculaire.

Durée du traitement. — Elle est abrégée, car, l'appareil enlevé, non seulement le membre est apte à remplir ses fonctions, mais encore on n'a pas à lutter contre les suites ordinaires des fractures traitées par les appareils.

On peut d'ailleurs s'en assurer en consultant nos tableaux où une colonne spéciale est consacrée à la durée totale du traitement depuis le jour de l'accident.

CONCLUSIONS

1° Dans les fractures complètes ou incomplètes d'avant-bras et de jambe, le massage peut être employé en prenant les précautions que nous avons indiquées ;

2° Il favorise la résorption du sang épanché et, par cela même, doit hâter le travail de consolidation ;

3° La durée du traitement est abrégée ;

4° Il n'entraîne pas de déformation :

5° Il a une influence des plus heureuses sur la récupération des fonctions du membre, car il prévient les raideurs articulaires et l'atrophie musculaire résultant de l'immobilisation ;

6° L'immobilisation peut être réduite à ses dernières limites.

OBSERVATION I

Observation extraite du mémoire présenté à la Société de médecine d'Angers par H. Delagénière, interne des hôpitaux.

Le nommé G... Jacques, âgé de 50 ans, corroyeur, entre le 29 octobre dans le service de l'isolement et sort le 21 novembre 1887 de l'hôpital Saint-Louis.

Cet homme est tombé dans une cave et s'est fait une plaie de tête dans la région pariétale droite ; en même temps il s'est fracturé l'avant-bras gauche. Nous n'avons à nous occuper que de cette dernière lésion.

L'avant-bras a perdu sa forme aplatie. On constate une saillie antéro-postérieure formée par les extrémités osseuses fracturées et un peu masquées par le gonflement qui est considérable et s'étend à toute la main. A la palpation, on constate que les deux os sont fracturés, le radius à deux travers de doigt plus bas que le cubitus dont le trait de fracture siège presque à sa partie moyenne. La crépitation et la mobilité anormale sont des plus nettes.

Traitement et marche. — L'avant-bras est placé sur un coussin de sable et les fractures sont réduites, puis on fait une première séance de massage de vingt minutes. Après le massage, l'avant-bras est immobilisé dans une gouttière plâtrée remontant au-dessus de l'articulation du coude.

31 octobre. — Deuxième séance de massage, quinze minutes. Après la séance, le plâtre est remis.

1er novembre. — Troisième massage de quinze minutes.

3	—	Quatrième	—	—	—
5	—	Cinquième	—	—	—
7	—	Sixième	—	—	—
9	—	Septième	—	—	—

L'avant-bras est tout à fait dégonflé, le massage n'est

plus douloureux. On est obligé de garnir le plâtre avec un peu d'ouate et on coupe son extrémité supérieure afin de laisser libres les mouvements du coude.

11 novembre. — Huitième massage de quinze minutes.

13	—	Neuvième,	—	—	—
15	—	Dixième			
17	—	Douzième			
19	--	Treizième			

La gouttière est retirée, le malade peut exécuter tous les mouvements avec son avant-bras.

Le malade se sert de son avant-bras sans éprouver la moindre souffrance.

La consolidation paraît presque complète, mais le cal est un peu volumineux.

Cependant les mouvements de pronation et de supination s'exécutent très facilement et il n'y a aucune déformation apparente.

OBSERVATION II

FRACTURE DE L'AVANT-BRAS DROIT

Observation extraite du mémoire présenté à la Société de médecine d'Angers, par H. Delagénière, interne des hôpitaux de Paris.

Le nommé M.... Pierre, âgé de 24 ans, journalier, entre dans le service le 12 juillet 1887 (brancard).

Il vient de faire une chute de la hauteur d'un deuxième étage.

L'avant-bras droit est très déformé et présente un angle saillant en avant, environ à sa partie moyenne. Il y a du gonflement et de nombreuses ecchymoses. Le membre est absolument inerte, les doigts même ne peuvent se mouvoir. En saisissant l'avant-bras, on constate de la crépitation et de la mobilité anormale. L'examen successif des deux os permet de préciser pour chacun le siège de la fracture. On reconnaît ainsi que le radius est fracturé vers son milieu et le cubitus à son tiers inférieur.

Traitement et marche. — Le 14 juillet par des tractions assez vigoureuses on obtient la réduction des fragments. L'avant-bras est alors placé sur un coussin de sable et on commence le massage avec précaution pour éviter le déplacement des fragments. Au bout d'un quart d'heure, la douleur a disparu, les mouvements des doigts et de la main sont possibles.

On applique alors un appareil plâtré destiné à maintenir les fragments pendant l'intervalle des séances de massage. Cet appareil se compose d'une gouttière palmaire s'étendant de l'articulation du coude à la paume de la main, puis d'une petite attelle dorsale large seulement de quatre centimètres. Les deux pièces de l'appareil sont maintenues en place avec une bande roulée comme à l'ordinaire. Le malade est alors renvoyé chez lui : il promet de venir se faire masser.

18 juillet. — L'appareil est enlevé, le bras placé sur un coussin de sable et le massage est fait comme d'habitude. Après avoir massé la fracture, on mobilise avec soin les articulations des doigts, de la main, du poignet et du coude, puis on replace l'avant-bras dans la gouttière plâtrée. On supprime l'attelle dorsale.

22 juillet. — Troisième séance de massage d'environ vingt minutes. La gouttière est conservée.

26 juillet. — Quatrième séance de massage. On perçoit une sorte de tuméfaction localisée au niveau de la fracture.

1er août. — Cinquième séance de massage. Plus de douleur pendant les manipulations. On supprime les deux extrémités de la gouttière afin de laisser plus libres les mouvements du coude et de laisser au malade l'usage de sa main.

5 août. — Sixième séance de massage. La consolidation est très avancée, le malade peut soulever une chaise avec son bras. Malgré cela on conserve encore l'appareil.

7 août. — Septième massage. On supprime la gouttière plâtrée et on la remplace par une simple bande roulée.

13 août. — Huitième massage. Le malade se sert de sa main : les mouvements de pronation et de supination se font facilement. Le cal paraît gros. L'extension de la main sur l'avant-bras paraît un peu défectueuse. On électrise les muscles extenseurs. Le malade est renvoyé sans appareil.

15 août. — Il revient pour se faire électriser. On peut le considérer comme absolument guéri. Il ne présente pas la moindre déformation, tous les mouvements s'accomplissent facilement et sans douleur. Pas la moindre raideur du côté des doigts qui sont aussi agiles que ceux du côté sain. Enfin nous insistons sur les mouvements de pronation et de supination qui sont absolument normaux.

OBSREVATION III

FRACTURE DU RADIUS DROIT AU TIERS INFÉRIEUR

Observation tirée du mémoire présenté à la Société de médecine d'Angers, par H. Delagénière, interne des hôpitaux de Paris.

Le nommé B... Jean-Baptiste, âgé de 44 ans, homme de peine, vient consulter dans le service de l'isolement, hôpital Saint-Louis, le 13 octobre 1887.

Ce malade a fait le 10 octobre, une chute sur la main droite pour laquelle il a consulté d'abord un rebouteur de Vincennes, puis un médecin de Bondy (Dr Leroy). Ce dernier lui a appliqué un appareil en carton que le malade a conservé depuis.

L'avant-bras est tuméfié et paraît cylindrique. Une ecchymose considérable occupe toute la face antérieure de l'avant-bras. L'impotence est absolue : le malade ne peut même pas faire mouvoir ses doigts sans éprouver de vives douleurs. En examinant l'avant-bras, on trouve à la partie externe et à l'union du tiers inférieur avec le tiers moyen, une encoche très nette ; en ce point, les pressions sur le radius sont extrêmement douloureuses, on constate enfin très nettement de la crépitation. Les deux bouts fracturés ont en outre une tendance manifeste à se porter vers la ligne médiane.

Traitement et marche. — On fait au malade une première séance de massage dans le but de diminuer le gonflement énorme du membre, puis on le met dans un appareil provisoire fait avec de l'ouate et une attelle en bois. On le renvoie ainsi chez lui.

14, 15, 16 et 17 octobre. — On lui fait chaque matin une séance de massage de vingt minutes, toujours dans le but principal de faire résorber l'épanchement qui est considérable.

18 octobre. — Sixième massage. Le gonflement n'existe plus ; on immobilise tout l'avant-bras, jusqu'au coude exclusivement, dans une gouttière palmaire en plâtre, maintenue avec une bande.

Le malade avait promis de revenir dès le 20 pour se faire masser, mais il est resté dix jours sans revenir dans le service, ce qui a été cause d'un léger retard dans le traitement.

28 octobre. — Septième massage. L'avant-bras est placé sur un coussin de sable, on maintient la main inclinée sur le bord cubital, et on procède au massage comme d'habitude. Au bout de vingt minutes, le membre est replacé dans la gouttière.

29 octobre. — Huitième massage comme le précédent.
30   —   Neuvième   —   —
31   —   Dixième   —   —

2 novembre. — Onzième massage. — Le malade peut exécuter seul les mouvements du poignet et ceux de pronation et de supination. Le plâtre est complètement supprimé et remplacé simplement par une bande roulée sur un peu d'ouate.

3 novembre. — Douzième massage de quinze minutes
4   —   Treizième   —   —
5   —   Quatorzième   —   —

6 novembre. — Quinzième massage de quinze minutes.

7 — Seizième — —

8 — Dix-septième — —

Le malade va aussi bien que possible; on lui prescrit des bains sulfureux et on cesse les massages.

Il a été revu le 14 novembre. Il était complètement guéri, avait l'usage entier de sa main et de son avant-bras, et ne présentait aucune sorte de déformation.

OBSERVATION IV

FRACTURE DU RADIUS DROIT AU TIERS INFÉRIEUR

Observation tirée de la Thèse de Maison.

Madame Berthe H..., âgée de 43 ans, demeurant à Bucharest (Roumanie), fit un faux pas en descendant dans sa cave, le 19 juillet 1886 et tomba en avant. Elle voulut s'appuyer sur sa main droite et tout le poids du corps portant sur cette main, elle se fractura le radius au niveau du tiers inférieur.

Cette fracture fut diagnostiquée par le D͏ʳ B..., appelé en toute hâte. Il y avait de la crépitation au niveau de la fracture, mais pas de déformation. Douleur vive, œdème et épanchement assez considérable. On mit d'abord des compresses d'eau froide et ce n'est que plus tard que le D͏ʳ B... fit un appareil composé de deux attelles, l'une dorsale, l'autre palmaire, appareil qu'il avait l'intention de remplacer par un plâtre.

M. Diamantberger, élève de M. Lucas-Championnière, qui demeurait à côté, fit part au D͏ʳ B..., du traitement par le massage employé dans ces fractures à l'hôpital Tenon. Celui-ci, quoique peu convaincu, céda au désir qu'avait M. Diamantberger d'essayer le massage dans ce cas et le chargea de l'exécuter, comme il avait l'habitude de le faire.

Le premier massage fut fait le quatrième jour après l'accident. On pratiqua seulement un effleurage léger et

très peu de frictions. Cette première séance, d'une durée
de 10 minutes, fut un peu douloureuse au début, mais très
bien supportée à la fin. Le membre fut ensuite enveloppé
d'ouate maintenue par une bande et placé dans une gouttière de fil de fer.

Les jours suivants, le massage d'une durée de quinze minutes, consista en effleurage et surtout en frictions. A la
cinquième séance, c'est-à-dire vers le dixième jour, les
douleurs et la crépitation avaient complètement disparu
et la malade commençait à se servir de ses doigts.

A la suite de douze séances, vers le vingt-unième jour
environ, la fracture était complètement guérie. A chaque
séance de massage on faisait exécuter quelques mouvements aux articulations du poignet et des doigts ; quand
la douleur eut disparu, on engagea la malade à remuer les
doigts.

M. Diamantberger a revu plusieurs fois madame Berthe
H... avant son départ de Bucharest et a constaté qu'elle se
servait à merveille de sa main et n'avait aucune raideur
articulaire.

OBSERVATION V

FRACTURE DOUBLE DU CUBITUS (*Résumée*).

(*Extraite de l'Étude clinique sur le massage par le D*^r *Rafin.*)

Jean-Pierre P..., 45 ans, voiturier, entre le 18 janvier
1887, salle Saint-Philippe, n° 31, service de M. le Professeur Tripier, pour une double fracture du cubitus.

Ce malade a été renversé par une voiture dont la roue a
passé sur son avant-bras gauche, obliquement de bas en
haut, de l'apophyse styloïde du radius à l'olécrane. Le
radius est intact, le cubitus est fracturé en deux points :
1° à quatre travers de doigt au-dessus de l'apophyse
styloïde, où l'on sent en ce point de la mobilité anormale ;
2° à cinq travers de doigt au-dessous de l'extrémité de l'olé-

crane, et là, on peut, outre la mobilité anormale, percevoir de la crépitation.

Douleur vive au niveau des insertions ligamenteuses du poignet et du coude. La main est tuméfiée, de même que le coude et le poignet qui est cylindrique. Le bras n'offre rien à signaler.

Enfin, circonstance fort importante à noter, les téguments sont indemnes, et l'on ne rencontre qu'une écorchure insignifiante au niveau du troisième espace interdigital.

A la mensuration, on constate un centimètre de raccourcissement du côté du cubitus malade ; le déplacement de son apophyse styloïde est insignifiant, toutefois la main paraît un peu déjetée sur le côté cubital.

Le gonflement de tout l'avant-bras est assez considérable.

Le malade est entré à l'Hôtel-Dieu de Lyon dans l'après-midi.

Le massage commencé le lendemain, aussitôt après la visite, est continué les jours suivants.

Le 12 février, le cal se perçoit facilement : il reste néanmoins un peu de mobilité anormale et même de crépitation qui est disparue le 15.

Le 22, le malade demande à sortir. L'état du membre est parfait ; les mouvements s'exécutent à la perfection.

Le malade est venu se faire voir quelque temps après. Le cal se sent parfaitement au niveau des deux fractures. Peut-être existe-t-il un léger degré de voussure au niveau du fragment osseux séparé par les deux foyers de fracture.

Les fonctions de l'avant-bras s'exécutent très bien et le membre est en excellent état.

4

OBSERVATION VI

FRACTURE DU PÉRONÉ

Observation communiquée par M. Zuber, externe du service de M. Monod, hôpital Saint-Antoine.

Le nommé Henri C..., âgé de 35 ans, tapissier, entre le 18 juin 1888, salle Dupuytren, hôpital Saint-Antoine.

A reçu un coup de pied.

A son entrée à l'hôpital, on constate une ecchymose assez considérable, le cou-de-pied est gonflé, la peau légèrement excoriée et des pressions exercées de proche pro voquent une douleur très vive, toujours localisée au même endroit, à huit centimètres au-dessus de la malléole.

Le 20 juin on applique une gouttière plâtrée qu'on laisse jusqu'au 22, sans faire de massage.

22 juin. — Première séance de massage de quinze minutes environ. La douleur, très vive au début, cesse bientôt.

23 juin. — Deuxième séance de quinze minutes.

24 juin. — Troisième séance   —   —

26 juin. — Quatrième séance, douleur insignifiante, le gonflement a presque entièrement disparu. On garnit la gouttière avec de l'ouate.

28 juin. — Cinquième séance de 15 minutes.

30 juin. — Sixième séance, gouttière enlevée; le malade peut poser le pied par terre. On enveloppe la jambe d'ouate maintenue par une bande.

2 juillet. — Septième séance.

4 juillet. — Huitième séance. Le malade marche presque sans douleur.

6 juillet. — Neuvième séance de 15 minutes. On supprime la couche d'ouate.

Le malade reste quelques jours encore dans le service et sort le 12 complètement guéri.

OBSERVATION VII

FRACTURE DU PÉRONÉ PAR CONTRE-COUP

Observation extraite de la Thèse de Lapervenche.

- V..., 25 ans, employé de chemin de fer, entré le 16 avril 1887, salle Saint-Félix, n° 20.

Coup de levier au niveau de la partie supérieure de la jambe, vive douleur, fracture vers le tiers inférieur reconnue le cinquième jour. Massage, pas d'appareil. Guérison le vingtième jour.

OBSERVATION VIII

FRACTURE DU PÉRONÉ A LA PARTIE MOYENNE

(Communiquée par le Dr Georges Berne).

X..., 12 ans, en jouant, tombe brusquement sur le trottoir, entraîné dans sa chute par un de ses camarades qui tombe lui-même : l'enfant ne peut se relever et éprouve une vive douleur à la partie moyenne du péroné gauche.

A l'examen, on constate une douleur vive en un point très limité, siégeant un peu au-dessus de la réunion du tiers inférieur avec les deux tiers supérieurs du péroné.

Je pratiquai immédiatement le massage avant d'appliquer, avec l'aide d'un confrère, un appareil plâtré univalve, facile à enlever et muni de lacs à boucles. L'enfant demanda lui-même le lendemain que l'appareil lui fût enlevé : nouvelle séance de massage, appareil remis ; le gonflement siégeant au niveau du point fracturé a sensiblement diminué et la douleur est presque nulle, sauf au point de la fracture.

Le massage de l'articulation tibio-tarsienne et du genou fut pratiqué avec soin dès les premiers jours, ainsi que la percussion des muscles du mollet à l'aide du ballon de caoutchouc du Dr Berne. Progressivement, la douleur disparut totalement le troisième jour et l'enfant fut simplement maintenu assis sur un fauteuil, la jambe tantôt pendante, tantôt horizontale et appuyée sur un escabeau.

Dès le cinquième jour, le malade étant privé de son appareil, on lui fit exécuter quelques pas qui, d'abord un peu pénibles, devinrent faciles dès le huitième jour. A partir de ce moment, la marche fit, grâce aux massages quotidiens, des progrès croissants et le onzième jour, l'enfant put parcourir, sans l'aide de personne, tout son appartement ; on continua néanmoins les massages jusqu'au dix-septième jour.

Le traitement fut. dès lors, suspendu : la jambe ne présentait aucune modification des téguments, aucun trouble de calorification : pas d'atrophie musculaire non plus et l'enfant put reprendre le cours de ses occupations habituelles.

OBSERVATION IX

FRACTURE DU PÉRONÉ DROIT A 7 CENTIMÈTRES AU-DESSUS DE LA MALLÉOLE

M. R..., 32 ans, albuminurique, fit une chute de voiture et se fractura le péroné. Le Dr Berne, de Paris, appelé par la famille, constate une fracture du péroné et mande en consultation un de ses confrères qui confirma le diagnostic difficile en raison d'un épanchement sanguin considérable, siégeant au niveau du trait de fracture. Application d'un appareil plâtré univalve, très léger, embrassant la partie postérieure de la jambe et soutenant le pied.

Au préalable, Berne fit un massage de trente minutes afin de provoquer la diminution de l'épanchement. Mais, sachant que le sujet était albuminurique et se rappelant les théories émises par l'éminent professeur Verneuil, le Dr Berne crut devoir procéder les jours suivants à des massages très courts et légers consistant, en outre de l'effleurage, en percussions, tapotements légers des muscles au moyen de son ballon de caoutchouc et en mouvements passifs de l'articulation tibio-tarsienne.

Dès le troisième jour. l'appareil étant enlevé pendant quelques instants, le malade fut maintenu debout et ne parut nullement souffrir. La marche se bornant à quelques pas ne lui fut permise que le neuvième jour ; progressivement, le malade vit la marche se perfectionner et, le dix-huitième jour, l'appareil fut enlevé définitivement. Le malade ne souffrait en aucune façon.

OBSERVATION X

EXTRAITE DE LA REVUE DE CHIRURGIE 1887

Fracture du tibia seul au tiers inférieur, sans déplacement. Massage à partir du troisième jour amenant un soulagement immédiat. Le malade demande à se lever le dixième jour, commence à marcher le quinzième et marche facilement le vingt-cinquième.

OBSERVATION XI

FRACTURE DU TIBIA

(Observation communiquée par M. Zuber, externe du service de M. Monod, hôpital Saint-Antoine.)

Eloi V..., 54 ans, charpentier, entre le 11 janvier 1889, salle Dupuytren, n° 1.

Etant en train de soulever un madrier de terre, l'a lâché et l'a reçu sur le côté interne de la jambe droite qui reposait à faux.

Fracture du tibia seul à l'union du tiers inférieur avec les deux tiers supérieurs. Trait de fracture sous forme de rainure très oblique de haut en bas, de dehors en dedans et d'arrière en avant. Peu de déplacement, mobilité anormale, crépitation, douleur vive à la pression, ecchymose peu étendue à face interne, gonflement assez marqué.

Le 12 janvier, petite gouttière plâtrée à face postérieure de jambe : on l'enlève au bout de trois jours pour faire un premier massage de dix minutes environ.

Du 15 au 31 janvier, on pratique quinze séances de massage, toujours de la même durée.

La gouttière a été supprimée complètement le 26, au bout de quinze jours. A ce moment, le malade commence à faire quelques pas au moyen de béquilles. Il n'y a pas encore une consolidation parfaite, mais quelques mouvements de latéralité dans le cal.

1er février. — Séance de massage de dix minutes, marche presque sans douleur. A partir de cette époque, massages quotidiens jusqu'au 18 février, époque à laquelle le malade quitte l'hôpital complètement guéri. Le jeudi, 14 février, il avait pu faire un kilomètre à pied, avec l'aide d'une canne et sans fatigue.

OBSERVATION XII

FRACTURE DE LA JAMBE GAUCHE AU TIERS INFÉRIEUR

Observation extraite du mémoire présenté à la Société de médecine d'Angers, par H. Delagénière, interne des hôpitaux de Paris.

Le nommé F..., âgé de 42 ans, mécanicien, est entré le 30 novembre 1887, dans le service de l'isolement, hôpital Saint-Louis.

Il attribue la fracture à un choc direct.

La jambe est tuméfiée et fortement ecchymosée. L'impotence est absolue, le malade ne peut pas soulever son membre. Il n'y a pas de déformation, mais on constate facilement de la mobilité anormale qui permet d'établir, de prime abord, que les deux os de la jambe sont fracturés vers leur tiers inférieur, à un travers de main environ au-dessus de l'articulation tibio-tarsienne. Cette articulation est très tuméfiée, mais les mouvements qu'on lui communique sont peu douloureux. On ne cherche pas la crépitation.

Marche et traitement. — 1ᵉʳ décembre. — La jambe est placée sur un coussin de sable, puis on fait une première séance de massage, en diminuant les pressions au moment où les pouces passent sur le foyer de la fracture. La douleur, d'abord très vive, diminue peu à peu et disparaît complètement au bout de dix minutes de massage. Le gonflement disparaît aussi rapidement, il semble fondre vers la main. L'ecchymose d'abord localisée à la partie inférieure de la jambe, s'étale jusqu'au genou. On termine comme d'ordinaire le massage en faisant mouvoir les articulations du pied, du cou-de-pied et du genou. La jambe est enfin placée dans une gouttière plâtrée un peu épaisse, remontant jusqu'au genou.

2 décembre. — Deuxième massage (en tout semblable au précédent). L'ecchymose est jaunâtre et remonte au dessus du genou. La douleur, vive au début de la séance, disparaît au bout de quelques minutes. Le gonflement est beaucoup moins considérable que la veille.

3 décembre. — Troisième massage et toujours les mêmes manœuvres. Le gonflement a presque disparu. On est obligé de garnir la gouttière avec une feuille d'ouate.

4 décembre.	—	Quatrième	massage.
5	—	Cinquième	—
6	—	Sixième	—
7	—	Septième	—
8	—	Huitième	—
9	—	Neuvième	—
10	—	Dixième	—
11	—	Onzième	—
12	—	Douzième	—
13	—	Treizième	—
14	—	Quatorzième	—
15	—	Quinzième	—
16	—	Seizième	—

17 décembre. — Dix-septième massage.

18	—	Dix-huitième	—
19	—	Dix-neuvième	—
20	—	Vingtième	—
21	—	Vingt-unième	—

Il n'y a plus trace d'ecchymose, de gonflement ni de douleur. Le malade peut poser le pied par terre. On lui laisse néanmoins son appareil.

22 décembre. — Vingt-deuxième massage.

23	—	Vingt-troisième	—
24	—	Vingt-quatrième	—
25	—	Vingt-cinquième	—

On supprime tout appareil. Le malade commence à s'exercer à marcher, mais sa jambe gonfle un peu.

27 Décembre. — Vingt-sixième massage.

29	—	Vingt-septième	—
31	—	Vingt-huitième	—
3 janvier.	—	Vingt-neuvième	—
5	—	— Trentième	—
7	—	— Trente-unième	—

Le malade quitte l'hôpital complètement guéri, marchant parfaitement, sans boiter, trente-neuf jours après l'accident.

La consolidation osseuse paraît complète, il n'y a pas la moindre déformation, ni la plus petite raideur d'aucune articulation. C'est un résultat parfait.

OBSERVATION XIII

FRACTURE DE LA JAMBE DROITE AU TIERS INFÉRIEUR

Observation communiquée par M. Georgesco, externe du service de M. Lucas-Championnière.

Le nommé Joseph M..., àgé de 50 ans, marchand des

quatre-saisons, entre le 21 novembre 1888, dans le service de l'isolement, hôpital Saint-Louis.

Le malade est tombé dans un escalier le 21 novembre. Transporté presque aussitôt à l'hôpital, on constate une fracture des deux os de la jambe droite, au tiers inférieur. Épanchement sanguin assez considérable, impotence absolue, mobilité anormale.

Le 22 on applique au malade une gouttière plâtrée pour faire un peu d'immobilisation et on ne commence à faire du massage qu'au bout du sixième jour après l'accident. Séances de quinze minutes tous les jours, assez modérément au début et en replaçant toujours la gouttière après chaque séance. L'épanchement est presque tout résorbé après le septième jour de massage.

Le malade peut se passer entièrement de sa gouttière après la vingtième séance, c'est-à-dire au bout de trente jours, et le 26 décembre il commence à marcher avec une canne. On fait encore quelques séances de massage : le nombre total de celles-ci peut être évalué à vingt-huit.

En janvier, il marche très bien, pas de raideur articulaire, bains sulfureux trois fois par semaine.

Le 29 janvier, il quitte l'hôpital complètement guéri, sans boiter.

OBSERVATION XIV

EXTRAITE DE LA REVUE DE CHIRURGIE 1887

Fracture des deux os de la jambe au tiers inférieur, sans déplacement notable, mais avec un gonflement considérable. Séances de massage sept jours de suite, le huitième application d'un appareil plâtré enlevé le trentième. Le trente-cinquième jour, le malade marchait facilement, sans raideur articulaire et sans sensibilité de région du cal.

OBSERVATION XV

(Prise dans les feuilles du service du Dr Monod, hôpital Saint-Antoine.)

R..., charretier, 18 ans, entre le 9 juillet 1888, hôpital Saint-Antoine, salle Dupuytren, n° 20, sortie le 4 août.

Fracture du tibia droit à partie moyenne, du péroné, en coup de hache.

Gouttière plâtrée le 12 juillet.

Massage le 11, 13, 15, 17, 19, 21, 23, 25, 27 et 29 juillet. Appareil enlevé le 23 juillet.

Massage également le 1er et 3 août, quinze minutes.

Va à Vincennes le 4, complètement guéri, pas de raideur.

OBSERVATION XVI

Communiquée par M. Laskine, interne du service du Dr Péan, à Saint-Louis.

Le nommé Pierre S..., âgé de 22 ans, coupeur en chaussures, entre le 14 mars 1887, service de l'isolement, lit n° 20.

Fracture des deux os de la jambe gauche au tiers inférieur. Sept séances de massage et disparition de la douleur. Le 22 mars appareil plâtré. Au bout de vingt jours on le retire, la fracture est complètement consolidée et le malade peut marcher. Le 13 avril, appareil silicaté, le malade boite à peine. Sortie le 18 avril sans boiter.

OBSERVATION XVII

FRACTURE DU TIBIA ET DU PÉRONÉ. — PSEUDARTHROSE MODIFIÉE
PAR LE MASSAGE

Communiquée par le Dr G. Berne.

Appelé par deux de ses confrères pour donner des soins
à un malade atteint d'une fracture complexe (éclatement)
de l'extrémité supérieure du tibia s'accompagnant d'un trait
de fracture siégeant à quatorze centimètres du plateau
tibial, le Dr Berne vit, sous l'influence du massage, le cal
jusqu'alors non fermé (quarante-cinquième jour) se constituer en une semaine et demie au point de permettre la
marche qui jusqu'alors était impossible. Notons que, chez
ce malade, la nutrition générale de la jambe, retirée de
l'appareil où elle avait été forcément immobilisée, avait
singulièrement souffert. Les téguments étaient œdéma-
tiés, pâles, d'une température inférieure à la normale, les
mouvements de l'articulation tibio-tarsienne pénibles,
douloureux. La rétraction du tendon d'Achille provoquait,
à chaque mouvement de flexion du pied sur la jambe, une
douleur très nette à la partie postérieure du talon (une
fracture de l'extrémité inférieure du péroné et de l'extrémité supérieure du même os coexistant avec la fracture
du tibia, ce formidable accident étant le résultat d'une
violente chute de voiture).

L'articulation fémoro-tibiale présentait un état de raideur des plus marqués : très rapidement, sous l'influence
du massage, la jambe tenue en position rectiligne, immua-
ble par suite de l'ankylose, s'est assouplie au point de
permettre la flexion à angle droit.

Sans insister davantage, nous ferons remarquer qu'en
raison même de la nature des fractures chez ce malade et
aussi de leur nombre, il n'a pas été possible d'exercer la
moindre manipulation avant le quinzième jour. Nous

tenons à rapporter l'observation pour signaler l'influence très favorable exercée par le massage sur l'évolution rapide du cal.

OBSERVATION XVIII

FRACTURE DES DEUX OS DE LA JAMBE AU TIERS MOYEN

Le Dr G. Berne a eu l'occasion de traiter une dame atteinte d'une double fracture des os de la jambe. Après avoir, à l'aide d'un confrère, placé un appareil plâtré, massage de l'articulation tibio-tarsienne et de la jambe préalablement fait dans le but de faire disparaître une ecchymose et un épanchement sanguin très considérable, on exécuta une série de massages quotidiens pendant les huit premiers jours et, par suite de circonstances spéciales, la malade ne put continuer son traitement.

Quoi qu'il en soit, la malade fut retirée de son appareil vers le vingtième jour et le résultat fut tel, qu'en examinant les os, on avait peine à trouver trace du cal. (Ce qui prouve qu'il n'y a pas à craindre un cal volumineux.) Marche facile, non douloureuse, pas de raideur.

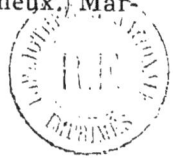

Paris. — Imp. L. Girod et Cie, 70, rue Gay-Lussac.

www.ingramcontent.com/pod-product-compliance
Lightning Source LLC
Chambersburg PA
CBHW070813210326
41520CB00011B/1942